BEI GRIN MACHT SICH IHR WISSEN BEZAHLT

- Wir veröffentlichen Ihre Hausarbeit,
  Bachelor- und Masterarbeit

- Ihr eigenes eBook und Buch -
  weltweit in allen wichtigen Shops

- Verdienen Sie an jedem Verkauf

Jetzt bei www.GRIN.com hochladen und kostenlos publizieren

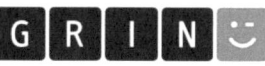

Kinder psychisch kranker Eltern

Wie können Kinder psychisch kranker Eltern gestärkt werden?

Jennifer Nubukpo

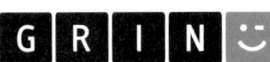

Bibliografische Information der Deutschen Nationalbibliothek:

Die Deutsche Nationalbibliothek verzeichnet diese Publikation in der Deutschen Nationalbibliografie; detaillierte bibliografische Daten sind im Internet über http://dnb.d-nb.de abrufbar.

ISBN: 9783346610614
Dieses Buch ist auch als E-Book erhältlich.

Katholische Hochschule Mainz

Wintersemester 21/22

Fachbereich: Bachelor Soziale Arbeit

Kinder psychisch kranker Eltern

Wie können Kinder psychisch kranker Eltern gestärkt werden?

Name: Jennifer Nubukpo

Abgabetermin: 15.12.2021

Inhaltsverzeichnis

1 Einleitung

Psychische Erkrankungen sind keine Seltenheit. Etwa drei Millionen Kinder erleben pro Jahr einen Elternteil mit einer psychischen Störung. Die betroffenen Kinder sind nicht nur dem erhöhten Risiko ausgesetzt, selbst eine psychische Störung im Verlauf ihres Lebens zu entwickeln, sondern viele Kinder leiden unter den bedrückenden Lebensumständen durch die elterliche Krankheit und sind einer Menge Belastungen ausgesetzt.

Sie müssen ihre eigenen Bedürfnisse zurückstecken, übernehmen oftmals Aufgaben, für die die Eltern eigentlich zuständig sind und tragen eine zu hohe Verantwortung, aufgrund der Überforderung der Eltern. Daraus resultiert auch das erhöhte Risiko für Vernachlässigung, Misshandlung und Missbrauch der Kinder, was schädliche Auswirkungen auf die kindliche Entwicklung hat. Häufig treten in dieser belastenden Lebenssituation Gefühle von Angst, Schuld, Scham und Trauer bei Kindern und familiäre Spannungen auf. Gerade die mangelnde Kommunikation und Tabuisierung der Erkrankung der Eltern stellt ein zusätzlich erschwerendes Element für die Kinder dar.

Neben den Belastungen und Herausforderungen, denen Kindern von psychisch kranken Eltern gestellt sind, konnte die Resilienzforschung verschiedene Faktoren aufzeigen, die Kinder und deren Eltern in der Bewältigung dieser Lebensumstände unterstützen.

Die vorliegende Arbeit soll einen genaueren Einblick in diese Thematik ermöglichen mit dem Hinblick auf mögliche Hilfemaßnahmen.

In dieser Hausarbeit wird der Frage nachgegangen, wie Kinder psychisch kranker Eltern gestärkt werden können. Dazu wird zu Beginn der Arbeit der Begriff „psychische Erkrankungen" erklärt. Im Anschluss daran werden die Belastungsfaktoren von Kindern psychisch kranker Eltern erläutert. Darin wird insbesondere auf die Parentifizierung, die Gefühle der Kinder, die Tabuisierung der Erkrankung und den Auswirkungen auf das Familiensystem eingegangen. Im weiteren Verlauf der Hausarbeit wird die mögliche Bewältigungsstrategie, Resilienz, die ergriffen werden kann, vorgestellt und Ressourcen als Schutzfaktor bei Kindern dargestellt. Infolgedessen werden Interventionen und präventive Angebote für die betroffenen Kinder und Eltern thematisiert. Hierbei wird spezifisch die Intervention Ressourcenaktivierung dargestellt. Das Fazit bildet den Abschluss der Arbeit.

2 Psychische Erkrankungen

„Mit dem Begriff der psychischen Erkrankungen werden erhebliche Abweichungen im Erleben und Verhalten eines Menschen beschrieben, die Krankheitswert haben. Dabei kommt es zu Veränderungen im Denken, Fühlen und Handeln, unter denen der Betroffene Mensch selbst leidet und/oder sein familiäres, berufliches und soziales Umfeld." (Schmutz 2010, 17)

Es gibt keine einheitliche Definition des Störungsbegriffs, jedoch werden psychische Erkrankungen im deutschen Gesundheitssystem im ICD-10 (International Classification of Diseases and Related Health Problems) umfasst und definiert. Mit Hilfe der ICD-10 ist die Klassifikation sämtlicher Erkrankungen erfolgt. Allerdings wird der Begriff „Störung" anstelle von „Erkrankung" für den psychischen Bereich verwendet (vgl. Muller 2021).

„Psychische Erkrankungen sind keine Seltenheit, sondern kommen in der Gesamtbevölkerung häufig vor." (Lenz 2014, 61) Sie gehören sogar zu den häufigsten Erkrankungen insgesamt.

Verschiedene Forschungen zeigten auch, dass die Häufigkeitsrate von psychischen Erkrankungen bei Frauen wesentlich höher liegt als bei Männern (vgl. ebd.). Amerikanische Studien belegten, dass über die Hälfte psychisch erkrankter Frauen Kinder haben. Der überwiegende Teil der Erkrankten wohnt sogar mit ihren minderjährigen Kindern im selben Haushalt (vgl. Lenz 2014, 62).

3 Belastungsfaktoren der Kinder psychisch kranker Eltern

Psychische Erkrankung betrifft immer die ganze Familie, doch die Kinder sind in einem besonderen Maße betroffen von psychisch kranken Eltern (vgl. Kölch u. a. 2014, 14). Es wachsen Schätzungen zufolge drei Millionen Kinder in Deutschland mit einem psychisch erkrankten Elternteil auf und sind hierdurch mit besonderen Herausforderungen konfrontiert (vgl. Lenz, Wiegand-Grefe 2017, 3). „Studien zeigen übereinstimmend, dass eine psychische Erkrankung eines Elternteils das Risiko für die Kinder, im Verlauf ihres Lebens selbst eine psychische Störung auszubilden, deutlich erhöht." (Lenz 2014, 84) Doch auch Kinder, die nicht selbst erkranken, sind einer Menge von Belastungsfaktoren und Beeinträchtigungen ausgesetzt:

3.1 Parentifizierung

Leben beide Elternteile zusammen, so übernimmt der Vater Aufgaben der psychisch erkrankten Mutter oder umgekehrt. Jedoch können auch Kinder und Jugendliche in die Lage geraten, elterliche Aufgaben und Pflichten übernehmen zu müssen, für die früher der erkrankte Elternteil zuständig war. Bei Kindern und Jugendlichen kommt es somit oft zu einer Verantwortungsübernahme für den Haushalt, den erkrankten Elternteil und teilweise auch für jüngere Geschwister. Diese Rollenumkehr nennt man Parentifizierung (vgl. Lenz 2012, 18; Schmutz 2010, 29).

„Unter Parentifizierung wird die subjektive Verzerrung einer Beziehung verstanden – so, als stelle der Ehepartner oder gar eines der Kinder einen Elternteil dar. Parentifizierung beschreibt also nicht nur die Rollenumkehr zwischen Eltern und Kindern, sondern auch in Partnerschaften, in denen ein Partner die Elternrolle für den anderen übernimmt." (Plass, Wiegand-Grefe 2012, 29)

Insbesondere, wenn Kinder allein mit einem psychisch kranken Elternteil leben, übernimmt das Kind die spezifischen Funktionen der Eltern- und Partnerrolle. Des Weiteren erhalten die Kinder von dem erkrankten Elternteil kaum noch Betreuung und Aufmerksamkeit. Meist sind die Kinder so sehr mit den elterlichen Pflichten beschäftigt und überfordert, dass sie ihre eigenen kindlichen Bedürfnisse verdrängen (vgl. ebd.). Die betroffenen Kinder fühlen sich oft verantwortlich für die psychische Krankheit der Eltern und die gesamte Familie. Da sich die Kinder Sorgen machen, dass eine Verschlimmerung der Störung eintreten könnte, bemühen sich die Kinder den Eltern so weit wie möglich zu helfen, indem sie die Aufgaben übernehmen, für die eigentlich die Eltern zuständig sind, wie kochen, waschen, putzen, Betreuung kleinerer Geschwister, etc. (vgl. Lenz & Wiegand-Grefe, 2016). Auch das Risiko für Vernachlässigung, Misshandlung und Missbrauch ist sehr hoch, besonders, wenn die Eltern mit ihren Aufgaben überfordert sind (vgl. Plass, Wiegand-Grefe 2012, 38 f.). Die psychische Erkrankung eines Elternteils ist somit als ein kritisches Lebensereignis anzusehen (vgl. Schmutz 2010, 27).

Um Kindern eine angemessene Entwicklung zu gewährleisten und sie bei der Bewältigung der belastenden Situation zu unterstützen, sollte man Kinder in ihrer Kinderrolle lassen und einer möglichen Parentifizierung entgegenwirken (vgl. Schmutz 2010, 29 f.).

3.2 Gefühle der Kinder

„Gefühle, die bei den Kindern in Zusammenhang mit einer elterlichen Erkrankung häufig genannt werden, sind Ängste, das Gefühl des Verlustes, der Schuld, der Scham und Trauer. Ältere Kinder erleben auch Wut, Frust und Enttäuschung über die Situation." (Plass, Wiegand-Grefe 2012, 32)

Zudem ist Trennungsangst häufig gerade bei den kleineren Kindern in einem gewissen Ausmaß ein normales Phänomen, wenn man den Belastungen der psychischen Erkrankung der Eltern ausgesetzt ist (vgl. Schmutz 2010, 86).

Eine weitere Auswirkung der elterlichen psychischen Erkrankung ist, dass Kinder Schuldgefühle entwickeln. Die Kinder glauben, dass sie an den psychischen Problemen der Eltern schuld sind, bedingt durch das mangelnde Wissen über die psychische Störung des Elternteils. Durch die gezeigte Ablehnung oder emotionale Distanzierung durch den erkrankten Elternteil, bezieht das Kind die Reaktionen auf sein eigenes Verhalten. Daher empfinden die betroffenen Kinder auch Angst, Wut und werden mit einer starken emotionalen Belastung konfrontiert, vor allem, wenn ein Elternteil aufgrund der psychischen Erkrankung in eine Klinik eingewiesen wird. Solch eine Klinikeinweisung stellt für viele Kinder ein traumatisches Ereignis dar (vgl. Behla 2008, 29 f., Lenz, Wiegand-Grefe 2017, 3 f.).

3.3 Tabuisierung

Ein zusätzlich erschwerendes Element ist auch die Tabuisierung der Erkrankung. „Die psychische Erkrankung von Eltern ist ein bis heute oftmals tabuisierter Hochrisikofaktor für die kindliche Entwicklung." (Lenz, Wiegand-Grefe 2017, 1) Kleinere Kinder erhalten oftmals kaum Informationen und Aufklärung über die Erkrankung ihrer Mutter oder ihren Vater. Ihr wahrer Zustand wird ihnen so weit wie möglich verheimlicht und auf Fragen erhalten sie keine oder nur ausweichende Antworten, da die Eltern meinen so ihr Kind zu schützen oder da sie sich für die Krankheit schämen. Häufig hat der erkrankte Elternteil auch Angst davor, das elterliche Sorgerecht für die Kinder zu verlieren (vgl. Plass, Wiegand-Grefe 2012, 26). Die Kinder kriegen das Gefühl vermittelt, dass über die psychische Erkrankung des Elternteils mit Außenstehenden nicht gesprochen werden darf und sind irritiert. Die Erkrankung wird zu einem Familiengeheimnis. Bei den Kindern entwickelt sich häufig bereits frühzeitig eine Überzeugung, dass die elterliche Erkrankung etwas sehr Intimes sei, wodurch sie sich schämen. So sprechen sie im schlimmsten Fall weder innerhalb noch außerhalb der Familie mit jemandem über ihre Sorgen und Ängste (vgl. Behla 2008, 27). „[Doch d]ie Tabuisierung verhindert eine offene Auseinandersetzung mit der psychischen Erkrankung und damit eine durch Aufklärung mögliche Ressourcenmobilisierung bei den Kindern." (Lenz, Wiegand-Grefe 2017, 6). Laut Lenz (2014, 128 f.) Die mangelnde Kommunikation sowie das Informationsdefizit über die Erkrankung der Eltern stellt für die Kinder eine zusätzliche Belastung dar (vgl. Schmutz 2010, 23). Daher sind eine offene Kommunikation und Aufklärung über die psychische Erkrankung von großer Bedeutung, um die Kinder und Jugendlichen mit einzubeziehen. Es ist wichtig einer Tabuisierung entgegenzuwirken, um Kinder zu stärken.

3.4 Auswirkungen auf das Familiensystem

Die elterliche psychische Erkrankung hat Auswirkungen auf das alltägliche Familienleben, was die Kinder als besonders belastend und verwirrend empfinden, denn das Familiensystem gerät häufig dadurch durcheinander (vgl. Plass, Wiegand-Grefe 2012, 27).

„Das Aufwachsen mit einem psychischen stellt für Kinder ein einschneidendes und in alles Regel zeitlich andauerndes, belastendes Ereignis dar." (Lenz 2008, 40) Dadurch kommt es zu einer Menge Anforderungen, Konflikten und Spannungen in der Familie, als auch im sozialen Umfeld (vgl. ebd.)

Insbesondere die Parentifizierung und der damit eintretenden Rollenumkehr, werden Aufgaben von Familienmitgliedern übernommen, die ihnen grundsätzlich nicht zuge-schrieben werden (vgl. Lenz 2012, 18 f.). Kinder psychisch kranker Eltern „[…] sind stär-ker auf sich gestellt, müssen mehr als andere Kinder mit dem familiären Alltag, mit ihren Problemen in der Schule oder in der Freizeit allein fertig werden, mit ihrer Unsicherheit und Einsamkeit selbst zurechtkommen. In dieser Situation ist es ausgesprochen schwer, die eigene Identität zu finden und zu entwickeln." (Lenz, 2014, 84) In Kindes- und Ju-gendalter beschäftigen sie sich intensiv mit der Suche nach Selbstständigkeit und der Ablösung vom Elternhaus. Jedoch werden diese Entwicklungsaufgaben erschwert in solch einer Familiensituation. Auch die Ablösung vom Elternteil stellt eine Herausforde-rung dar, da eigene Bedürfnisse und Lebensziele nur selten wahrgenommen werden (vgl. Lenz 2008, 40 f.).

4 Resilienz

Bei Kindern, die mit einem psychisch kranken Elternteil zusammenleben, besteht ein erhöhtes Risiko, selbst eine psychische Störung zu entwickeln. Im vorherigen Kapitel der Hausarbeit wurden bereits die verschiedenen Belastungsfaktoren aufgezeigt. Doch trotz des Risikos und der diversen Belastungen, denen sie in solch einer Situation ausgesetzt sind, entwickeln nicht alle Kinder psychische Störungen. Grund dafür bieten die Erkennt-nisse der Resilienzforschung (vgl. Lenz, Wiegand-Grefe 2017, 34).

4.1 Begriffsbestimmung

Unter Resilienz wird die psychische Widerstandsfähigkeit und Robustheit des Menschen gegenüber Belastungen verstanden. Über Resilienz zu verfügen, bedeutet die Fähigkeit, vorhandene Mechanismen zur Bewältigung alterstypischer Entwicklungsaufgaben, trotz schwieriger Umstände zu aktivieren, um die psychische Gesundheit ohne negative Fol-gen zu bewältigen (vgl. Lenz 2012, 22).

Auch wenn Kinder diese Fähigkeit haben, sich trotz belastenden Lebensumständen ge-sund und altersgemäß zu entwickeln, bedeutet es nicht, dass sie gegenüber anderen Belastungen nicht verletzlich sein können. Das bedeutet, dass Resilienz keine stabile Größe ist, sondern sich über die Zeit je nach Situation verändert, denn Kinder, die sich in einem bestimmten Bereich resilient zeigen, können in einem anderen Bereich vulnera-bel, also verletzlich sein (vgl. Plass, Wiegand-Grefe 2012, 71 f.).

Kinder und Jugendliche psychisch kranker Eltern sind mehreren Risiko- und Belastungs-faktoren ausgesetzt, was schädliche Auswirkungen auf die normale Entwicklung haben kann (vgl. Lenz 2012, 22). Die elterliche Erkrankung ist ein Hochrisikofaktor für die kind-liche Entwicklung. Zudem besteht bei den Kindern ein erhöhtes Risiko, selbst eine psy-chische Störung zu entwickeln, wenn Kinder in Familien aufwachsen, in denen ein El-ternteil psychisch krank ist (vgl. Lenz, Wiegand-Grefe 2017, 1 ff.).

„[Jedoch] minimieren Schutzfaktoren die Wahrscheinlichkeit einer psychischen Erkran-kung und unterstützen die psychosoziale Anpassung und psychische Gesundheit der Kinder." (Plass, Wiegand-Grefe 2012, 72) Resilienz gilt als bedeutsamer Schutzfaktor in der kindlichen Entwicklung (vgl. ebd.). Daher spielen Schutzfaktoren und Ressourcen eine wichtige Rolle für eine gesunde Entwicklung von Kindern.

4.2 Ressourcen als Schutzfaktoren bei Kindern

Ressourcen sind diejenigen Faktoren, deren Verfügbarkeit die Bewältigung von Stress erleichtern und die dadurch den Möglichkeitsspielraum einer Person in der Stresssitua-tion erweitern. Ressourcen können Merkmale wie Gesundheit, materielle Güter, Kompe-tenzen, Familie, Freunde, als auch Zeit sein (vgl. ebd.).

Ressourcen stärken die psychische Widerstandsfähigkeit von belastenden Kindern maßgeblich und werden daher als Schutzfaktor gesehen.

Schutzfaktoren werden am häufigsten in personale, familiäre und soziale Schutzfaktoren differenziert (vgl. Lenz 2008, 54 f.). „Als personelle Ressourcen werden Eigenschaften und Merkmale des Kindes bezeichnet, wie Temperamentsmerkmale, Handlungsmuster, persönliche Fähigkeiten und Fertigkeiten sowie Selbstwertgefühl, Selbstwirksamkeit, Problemlösekompetenz und das Gefühl, Kontrolle über die Umwelt ausüben zu können." (Plass, Wiegand-Grefe 2012, 73)

Soziale Ressourcen umfassen familiäre und familienexterne Einflüsse, Bindungen und Beziehungen. Soziale Ressourcen, die bedeutend für eine gesunde Entwicklung von Kindern sind, wären: Ressourcen des Familiensystems (Bindung, Interaktion, Erzie-hung), Ressourcen des sozialen Netzwerks, z.B. Schule, Gleichaltrige und gesellschaft-lich-kulturelle Faktoren (Normen, Werte). Besonders familiäre Schutzfaktoren, positive Beziehungen innerhalb sowie außerhalb der Familie stellen einen wichtigen protektiven Faktor für Kinder dar und verringern somit die Wahrscheinlichkeit für psychische Störun-gen stark (vgl. Lenz, Wiegand-Grefe 2017, 35).

„Die Bewältigung hängt maßgeblich davon ab, welche Ressourcen einer Person in stressreichen Lebensumständen zur Verfügung stehen, um konstruktive Aktivitäten und Handlungen in Gang zu setzen." (Lenz 2008, 53)

Des Weiteren liegt ein zentraler Schutzfaktor auch in der Entgegenwirkung einer möglichen Parentifizierung (Schmutz 2010, 29). Ebenso stellt die alters- und entwicklungsadäquate Informationsvermittlung und Aufklärung über die Erkrankung der Eltern sowie die Art und Weise des Umgangs mit der Krankheit in der Familie eine spezifische Schutzwirkung und einen sehr bedeutenden protektiven Faktor für Kinder psychisch kranker Eltern dar (vgl. Lenz 2008, 52).

5 Interventionen

Das Zusammenleben mit psychisch erkrankten Eltern bringt ein hohes Risikopotential für einen ungünstigen Entwicklungsverlauf und eine Gefährdung der Kinder mit sich. Um den Gefährdungen, denen Kindern mit psychisch kranken Eltern ausgesetzt sind, frühzeitig zu begegnen, wurden diverse Interventionen, wie z.B. die Ressourcenaktivierung, Förderung der Problembewältigung, Klärungsorientiere Vorgehensweisen etc., entwickelt (vgl. Lenz, Wiegand-Grefe 2017, 47 f.). Eine mögliche Intervention ist die Ressourcenaktivierung, welche im Folgenden vorgestellt wird.

5.1 Ressourcenaktivierung

Da Kinder psychisch kranker Eltern mit einer Menge an Belastungen und Anforderungen konfrontiert sind, können sie ihre Ressourcen nicht direkt wahrnehmen. Sie fühlen sich in ihrer Lebenssituation häufig hilflos, hoffnungslos, was die Suche nach dem Zugang zu ihren Ressourcen für die Kinder und die Familie erschwert (vgl. Lenz 2008, 102). Genau da soll die Ressourcenarbeit dem Menschen begegnen und immer wieder schlummernde Bereitschaften und Möglichkeiten aktivieren und in der diagnostischen Phase den Blick für Kräfte und Stärke wecken (ebd.).

„Der Umgang mit stressreichen Ereignissen und kritischen Lebensumständen hängt wesentlich davon ab, welche Mittel und Wege vorhanden sind, das heißt welche personalen und sozialen Ressourcen verfügbar und mobilisierbar sind, um konstruktive Bewältigungshandlungen einzuleiten." (Lenz 2008, 100)

Durch starke Ressourcen wird eine Person befähigt, die Probleme und Belastungen erfolgreich zu bewältigen. Schwache Ressourcen machen hingegen die Person vulnerabel und empfänglich für Belastungen. Gezielte Interventionen für Kinder psychisch kranker Eltern sollten vor allem auf eine Stärkung sowie Aktivierung personalen und sozialen Ressourcen der Kinder abzielen, da Ressourcen eine wichtige Rolle in

Bewältigungsprozessen darstellen. Darüber hinaus bewirken Ressourcen auch eine Verbesserung des Wohlbefindens einer Person (vgl. ebd.).

Ressourcenaktivierende Interventionen vermitteln Mittel und Wege, um Stress, Belastungen sowie Probleme zu bewältigen und können das Wohlbefinden, Selbstachtung und Selbstzufriedenheit stärken (vgl. Lenz 2008, 101). Durch die Entdeckung von Stärken und Fähigkeiten wird die Wahrnehmung und Bewertung der Probleme und Defizite verändert, was wiederrum Anhaltspunkte für gezielte Ressourcenaktivierung erschließt. Durch den Ressourcendialog werden die Kinder als auch die Eltern von ihren Schuldgefühlen sowie Selbstvorwürfen entlastet und ermutigt, nach den eigenen Kompetenzen und Fähigkeiten zu suchen (vgl. ebd. f.).

5.1.1 Aktivierung personaler Ressourcen

Personale Ressourcen sind beispielsweise das Selbstwertgefühl, das Gefühl auf die Umwelt Einfluss nehmen zu können und Problemlösekompetenz (vgl. Schmutz 2010, 27). „Personalen Ressourcen wird eine hohe Bedeutung im subjektiven Einschätzungsprozess von Anforderungen und Bewältigungsmöglichkeiten zugewiesen." (ebd.) „Ziel der Aktivierung personaler Ressourcen ist vor allem die Stärkung des Selbstvertrauens, des Selbstwertgefühles sowie der Selbstwirksamkeitserwartungen und internalen Kontrollüberzeugungen der Kinder und Eltern." (Lenz 2008, 103) Hier haben Positive Selbstwertkonzepte einen wesentlichen Einfluss auf den Umgang mit Spannungen, Stress, Konflikten und kritischen Lebensereignissen (vgl. ebd.).

Allerdings kann soziale Unterstützung erst verwirklicht werden, wenn den Eltern eine offene Kommunikation und Aufklärung über ihren gesundheitlichen Zustand gelingt und sie mit der Mobilisierung sozialer Unterstützung einverstanden sind (vgl. Plass, Wiegend-Grefe 2012, 169).

5.1.2 Aktivierung sozialer Ressourcen

Ein bedeutender Faktor für den Menschen als soziales Wesen ist die soziale Einbindung des Kindes und der es unterstützenden Person innerhalb der Familie oder im sozialen Umfeld. Dadurch resultieren soziale Ressourcen (vgl. Schmutz 2010, 27). Soziale Ressourcen helfen bei der Bewältigung von neuen Rollenanforderungen und sonstigen Entwicklungsaufgaben, geben Kraft und Unterstützung in Krisen sowie belastenden Lebenssituationen. Darüber hinaus bewirken sie Geborgenheit und Zugehörigkeit, schaffen und bauen Identität auf und stärken das Selbstbewusstsein „Eine gezielte Aktivierung sozialer Ressourcen sollte erfolgen, wenn nach einer Ressourcenanalyse deutlich wird, dass die familiären und anderen relevanten Bezugspersonen des Kindes die Bindungs-

und Kontaktbedürfnisse nicht in einem ausreichenden Maße erfüllen und die notwendige soziale Unterstützung nicht verfügbar bzw. Mobilisierbar ist." (Lenz 2008, 118)

5.1.3 Förderung und Entwicklung familiärer Ressourcen

Die elterliche Erziehungskompetenz zählt zu den zentralen Familienressourcen, neben der Paarbeziehung. Die Förderung und Stärkung dieser Ressource in Familien mit einem psychisch kranken Elternteil ist von großer Bedeutsamkeit. Durch eine akute Krankheitsphase gehen schwierige familiäre Lebensumstände sowie Belastungen und emotional-kognitive Einschränkungen einher. Nicht selten ist dadurch die Erziehungskompetenz des erkrankten Elternteils stark beeinflusst. Die betroffenen Eltern erleben sich häufig als erziehungsinkompetent und haben das Gefühl, dass sie ihren Kindern keine ausreichende Versorgung und Förderung zukommen lassen, aufgrund ihrer Erkrankung (vgl. Lenz 2008, 112 f.). Ziel ist es, das Erziehungsverhalten zu verbessern, damit die Eltern in der Lage sind, die Grundbedürfnisse der Kinder zu befriedigen. Zudem sollen sie ihre Kinder bei der Bewältigung von Belastungen, alltäglichen Anforderungen sowie der anstehenden Entwicklungsaufgaben kompetent zu unterstützen (vgl. Lenz 2008, 113).

Dazu gibt es spezifische Angebote und Programme in der Elternarbeit, wie zum Beispiel das Parent-Effectiveness-Training. Ziel des Trainings ist die Einführung eines demokratischen Erziehungsstil und auf ein repressives oder dominantes Verhalten ohne Anwendung von Macht zu verzichten (vgl. Lenz 2008, 114). Jedoch gibt es noch eine Menge weiterer Angebote und Trainings.

5.2 Weitere Hilfeangebote für betroffene Kinder und Familien

Um Familien mit einem psychisch kranken Elternteil zu helfen und zu entlasten, gibt es einige Hilfeangebote, die betroffene Familien ergreifen können sowie Angebote, die zur Prävention und Aufklärung dienen. Im Folgenden werden einige Angebote vorgestellt:

Mutter-Kind-Behandlung in der Psychiatrie

Das Angebot einer gemeinsamen stationären Aufnahme von Eltern mit psychischen Erkrankungen und ihren Kindern in der Erwachsenenpsychiatrie konzentriert sich meist auf die Behandlung von psychisch kranken Müttern mit Säuglingen (vgl. Christiansen, Anding, Donath 2014, 95 f.).

Vorwiegende Einzelberatung von Kindern und Eltern

Es gibt eine Menge Beratungsangebote im ambulanten Bereich, die sich vor allem auf die kindgerechte Aufklärung, Persönlichkeitsentwicklung und Unterstützung der betroffenen Kinder spezialisiert haben.

Es finden nicht nur Einzelberatungen statt, sondern man kann auch Familienberatungen in Anspruch nehmen, um das alltägliche Familienleben zu fördern und Herausforderungen konstruktiv zu bewältigen (vgl. ebd.).

Gruppenangebote für Kinder und Jugendliche

Durch Gruppenprogramme von verschiedenen Vereinen und Institutionen kann man das Angebot zur gezielten Stärkung von Ressourcen und Schutzfaktoren der Kinder und Jugendlichen nutzen. In diesen Gruppen geht es beispielsweise um die Enttabuisierung der psychischen Erkrankung der Eltern, eine altersangemessene Informationsvermittlung, die Förderung des Selbstwertgefühls und der Entlastung von Schuldgefühlen. Durch den gegenseitigen Austausch erkennen die Kinder und Jugendlichen auch, dass sie nicht alleine sind und nicht die einzigen sind, in solch einer Situation (vgl. ebd.).

Präventive Ansätze auf der Familienebene

Hierbei geht es um die Aufklärung der Eltern und Kinder über die psychische Erkrankung des betroffenen Elternteils, um ein familiäres Verständnis der Erkrankung zu erreichen. Darüber hinaus sollen die Kommunikation innerhalb der Familie, Ressourcen und Bewältigungsmöglichkeiten im Umgang mit der Erkrankung gestärkt werden. Außerdem werden die Eltern über Risiken und Schutzfaktoren der kindlichen Entwicklung aufgeklärt. Ein Beispiel für ein familienorientiertes Interventionsprogramm ist das CHIMPs-Projekt (Children of mentally ill parents). Dieses Projekt wird in Hamburg am Universitätsklinikum Hamburg-Eppendorf angeboten (vgl. ebd.).

6 Fazit

Ziel dieser Hausarbeit war es, die Auswirkungen und Belastungen Kindern psychisch kranker Eltern zu veranschaulichen und darzustellen, wie Kinder, die von der psychischen Störung der Eltern betroffen sind, gestärkt werden können.

Die psychische Krankheit eines Elternteils stellt für Kinder ein kritisches Lebensereignis dar. Kinder mit psychisch kranken Eltern sind familiären Belastungen ausgesetzt und werden mit vielen Herausforderungen konfrontiert. Jedoch kommt es – trotz des erhöhten Risikos bei Kindern, selbst eine psychische Störung zu entwickeln – vor, dass Kinder diese belastenden Lebensumstände erfolgreich bewältigen. Dies hängt stark von den zur Verfügung stehenden Ressourcen ab und der Resilienz des Kindes. Durch starke

Ressourcen und eine erhöhte Resilienz wird eine Person befähigt, die Probleme und Belastungen erfolgreich zu bewältigen. Somit können die Kinder sich trotz hoher Belastungen angemessen entwickeln. Daher ist es relevant die Ressourcen der Kinder zu aktivieren und ressourcenaktivierende Interventionen zu vermitteln, damit Stress, Belastungen sowie Probleme besser zu bewältigen sind und das Wohlbefinden, das Selbstvertrauen und die Selbstzufriedenheit gestärkt werden.

Häufig erhalten Kinder mit einem psychisch erkrankten Elternteil kaum oder gar keine Information bzw. Aufklärung der Krankheit. Diese mangelnde Kommunikation über die Erkrankung stellt für die Kinder eine zusätzliche Belastung dar und verwirrt sie nur noch mehr. Aus diesem Grund sollte man einer Tabuisierung entgegenwirken und nach einer offenen Kommunikation und Aufklärung über die psychische Erkrankung streben, um die Kinder und Jugendlichen mit einzubeziehen und sie zu stärken. Zudem ist die Entgegenwirkung einer möglichen Parentifizierung bedeutend für eine angemessene Entwicklung des Kindes.

In der Sozialen Arbeit wird man immer wieder mit dem Thema Kinder psychisch kranker Eltern konfrontiert, aufgrund des breiten Spektrums der Arbeitsfelder mit Kindern. Durch eine regelmäßige Sensibilisierung des Themas, kann man helfen und betroffenen Kindern sowie der Familie angemessen begegnen und geeignete Hilfeangebote vermitteln. Wichtig wäre es auch, die Eltern-Kind-Bindung durch Interventionen zu fördern, da das Familiensystem unter der Krankheit leidet.

Es gibt viele Interventionen, die man nutzen kann, jedoch ist bereits die Prävention und vorherige Aufklärung bei Kindern und ihren Familien von großer Bedeutung und beugt Risiken vor.

Literaturverzeichnis

Behla, Y. (2008): Psychisch kranke Eltern, für Kinder (k)ein Problem? Bewältigungsstrategien der Kinder und Unterstützungsmöglichkeiten der Sozialen Arbeit, Hamburg: Diplomica-Verlag.

Hanna Christiansen, Jana Anding, Luisa Donath (2014): Interventionen für Kinder psychisch kranker Eltern. In: Kölch, M.; Ziegenhain, U.; Fegert, J. M. (Hrsg.): Kinder psychisch kranker Eltern. Herausforderungen für eine interdisziplinäre Kooperation in Betreuung und Versorgung, Weinheim, Basel: Beltz Juventa, 80-107.

Kölch, M., Ute Ziegenhain, Jörg M. Fegert (2014): Kinder psychisch kranker Eltern - Herausforderungen für eine interdisziplinäre Kooperation in Betreuung und Versorgung, Weinheim, Basel: Beltz Juventa.

Lenz, Albert (2014): Kinder psychisch kranker Eltern, Göttingen: Hogrefe Verlag Göttingen.

Lenz, Albert (2012): Psychisch kranke Eltern und ihre Kinder, Köln: Psychiatrie-Verlag.

Lenz, Albert (2008). Interventionen bei Kindern psychisch kranker Eltern. Grundlagen, Diagnostik und therapeutische Maßnahmen. Göttingen: Hogrefe Verlag.

Plass, Angela; Wiegand-Grefe, Silke; u.a. (2012): Kinder psychisch kranker Eltern. Entwicklungsrisiken erkennen und behandeln, Basel: Beltz.

Schmutz, Elisabeth (2010): Kinder psychisch kranker Eltern. Prävention und Kooperation von Jugendhilfe und Erwachsenenpsychiatrie, Mainz: Institut für Sozialpädagogische Forschung Mainz e.V.

Muller, Rainer (2021): Was psychisch krank heißt. WHO ICD 10. Retrieved from https://www.medmix.at/was-psychisch-krank/?cn-reloaded=1 (abgerufen am 05.11.2021)

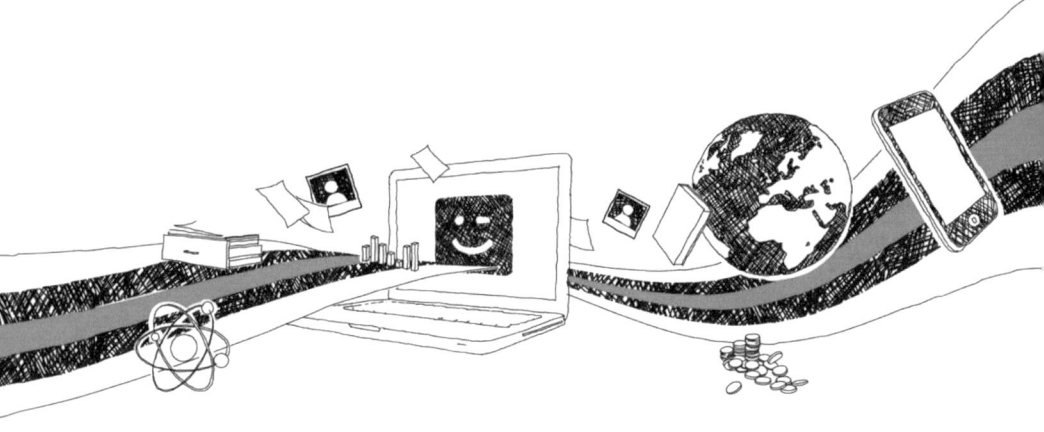
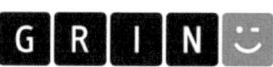